AF324361

LETTRE

D'UN ANGLOIS

A UN FRANÇOIS,

SUR LA DECOUVERTE

DU MAGNÉTISME ANIMAL.

LETTRE

D'UN ANGLOIS

A UN FRANÇOIS;

SUR LA DECOUVERTE

DU MAGNÉTISME ANIMAL;

ET OBSERVATIONS

SUR CETTE LETTRE.

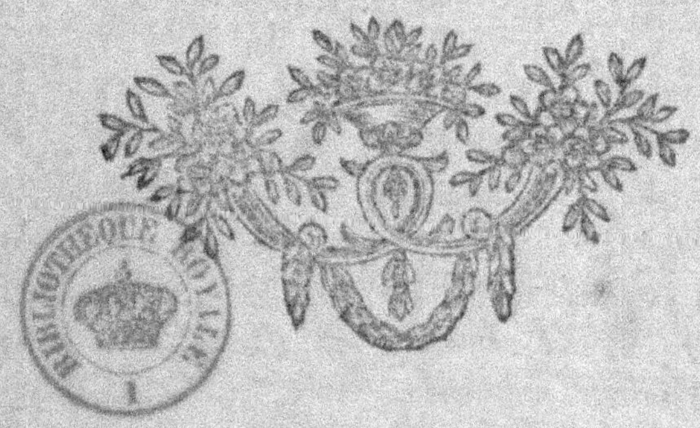

A BOUILLON.

M.DCC. LXXXIV.

LETTRE
D'UN ANGLOIS
A
UN FRANÇOIS,

SUR LA DÉCOUVERTE

DU MAGNÉTISME ANIMAL.

N'en doutez pas, Monsieur, nous sommes infiniment jaloux de la préférence que M. Mesmer a donné à la France, pour la révélation de sa sublime découverte. Je ne suis pas assez aveuglé par le sentiment de la Patrie, pour croire que M. Mesmer n'eut pas aussi trouvé chez nous des obstacles, & même des persécutions ; car nous avons bien aussi des Facultés

A

qui paſſent leur temps à ſe complimenter &
à calomnier autrui, des Médecins qui ne gué-
riſſent pas, des Savans qui valent des ignorans
pour l'entêtement & la mauvaiſe foi, des Dames
qui ne parlent jamais mieux que de ce qu'elles
n'entendent pas ; enfin, un peuple de ſots, qui,
ici comme par-tout ailleurs, (pour me ſervir
de l'expreſſion de mes amis,) ne ſemblent deſtinés
dans ce monde qu'à faire tour-à-tour l'office
de tambours, & d'échos. Il eſt très-probable
que nous n'aurions pas manqué de dire, comme
vous, que le Magnétiſme animal n'étoit qu'une
illuſion. Forcés enfin par les faits, de convenir
que c'étoit quelque choſe de plus qu'une illuſion, nous aurions dit, en ſuivant toujours
votre même marche, & ſans en rien ſavoir de
plus, que cet agent pouvoit être dangereux,
qu'il étoit au plus applicable à certain cas par-
ticuliers & très-rares, enfin qu'il pouvoit ſou-
lager pour le moment, mais qu'il ne guériſſoit
de rien ; nous aurions ajouté, que tout ce ſecret
conſiſtoit dans l'uſage du ſoufre & de l'aimant ;
nous aurions fait beaucoup d'eſtampes & de
plaiſanteries tout auſſi mauvaiſes que les vôtres ;
mais cependant nous aurions voulu que nos
Médecins priſſent la peine d'aller examiner,
obſerver avec ſoin le traitement de M. Meſmer

& nous ne leur aurions jamais permis de dire
un mot sur ce qu'ils n'entendoient pas. Quelque
respect que nous ayons ici pour leur science,
nous croyons très-fermement qu'il est une infi-
nité de choses que les Docteurs des Facultés, &
les Savans des Académies ignorent. Nous sommes
encore très-persuadés qu'il faut se méfier de
leur jugement, toutes les fois qu'il s'agit de
découvertes qu'ils n'ont pas faites; & nous avons
remarqué que la vérité avoit une marche souvent contraire à celle qu'on devroit naturelle-
ment lui supposer. Il paroîtroit convenable qu'elle
se manifestât d'abord aux Savans, & que par
eux ensuite elle arrivât au Public; mais c'est
précisément le contraire : presque toujours elle
arrive du Public aux Savans. J'ai cherché long-
tems la raison de ce phénomene, & je crois
l'avoir trouvée dans les dispositions habituelles
de ces Messieurs. Ces dispositions sont telles,
qu'elles les rendent incapables de voir la vérité;
car elle choque leurs préjugés & blesse leur
amour propre; en voilà assurément plus qu'il
n'en faut, pour que ceux même d'entr'eux
qui ont le plus de bonne foi & de modestie,
soient tentés de la repousser. Du moment où
j'ai appris la découverte du Magnétisme animal,
j'ai prédit tout ce qui arrive chez vous aujour-

d'hui, & j'ai annoncé que ce seroit le Public qui détermineroit l'opinion de vos Académies & de vos Facultés. Je vois avec plaisir, je l'avoue, par les lettres que je reçois à chaque instant de Paris, que vos Corps scientifiques, commencent un peu à s'allarmer de la consistance que prend la doctrine de M. Mesmer, & que vos Médecins n'ont plus gueres que la ressource de prophétiser. Ils annoncent, & l'on cite un de leurs plus grands oracles, que dans six mois, il ne sera plus question du Magnétisme animal. Franchement il faut qu'ils ayent perdu la tête pour prendre un terme si court. Je crains bien pour eux que l'événement ne démente la prophétie, & que cela n'ajoute infiniment à tant d'autres raisons, que l'on a de douter de leur infaillibilité. Les moins inspirés d'entr'eux, paroissent craindre très-sérieusement d'être obligés de revenir sur leurs premieres assertions, on assure même que sans les liens sacrés qui les unissent à la Faculté, plusieurs conviendroient de la vérité des faits dont ils ont été témoins, que plusieurs souffrent intérieurement d'être forcés de nier ce qu'ils ont eux-mêmes éprouvé. On assure cependant que les Médecins arrivent de toutes les Provinces, & des Villes es plus considérables du Royaume. Ces Mé-

decins, quelque respect qu'ils ayent d'ailleurs,
pour les sublimes connoissances & la dignité
de leurs confreres de Paris, se permettent de
dire; que sur certains articles, sur la Médecine, par exemple, ils en savent tout autant
qu'eux, & ils avouent que la doctrine du Magnétisme animal, leur paroit de la plus grande
importance. Quel terme aura donc l'absurde
entetement des Docteurs de Paris ? C'est là
précisément ce qu'on ignore, ajoute mon Cor-
respondant, il est très-probable qu'ils ne se
rendront qu'à la derniere extrémité, & quand
ils y seront forcés par l'exemple des Provinces.
On ne sauroit disconvenir qu'il ne soit infiniment désagréable pour un Docteur, de renoncer à la plus grande partie de la science qu'il
a acquise, de revenir à la bonne & simple
nature, d'avouer qu'elle fait tout, & qu'il n'y
a de sureté que dans ses moyens; de consentir
à voir diminuer de jour en jour ses revenus &
son importance : tous ces sacrifices doivent
coûter sans doute; mais enfin il faudra en
venir là. La vérité n'en triomphera pas moins;
d'où je conclus qu'ils ne feroient pas mal de se
préparer à la révolution qui les menace, par
un examen bien réfléchi du Magnétisme animal,
& de paroitre rechercher ce que tôt ou tard

ils seront forcés d'adopter. Leur vanité aura bien autrement à souffrir, quand il s'agira de répondre à tous les reproches dont on ne manquera pas de les accabler, à celui sur-tout d'avoir condamné ce qu'ils n'entendoient pas, & ne vouloient pas entendre.

Cette révolution paroît déja plus prochaine qu'on ne le croit. Vos papiers publics rapportent les diverses opinions de quelques-uns de vos Savans, qui, après beaucoup d'expériences sur l'aimant, paroissent convenir qu'il pourroit bien aussi exister un Magnétisme animal, comme il en existe un minéral ; c'est déjà quelque chose ; ils ont fait-là une grande découverte ; il faut espérer qu'avec quelques pas de plus, ils arriveront. Il est à propos d'observer cependant, que ces mêmes expériences d'aimant, dont ils s'attribuent l'honneur, sont dûes à M. Mesmer. Je conserve d'anciens Journaux dans lesquels il a dit tout ce que ces grands Physiciens s'amusent aujourd'hui à faire réimprimer. Rien n'est si commun dans tous les pays du monde, que ces réputations que l'on se compose des travaux & du génie d'autrui. Vous en avez un exemple bien frappant sous les yeux, dans la conduite d'un M. Deslon, dont le nom célèbre a déjà volé au-delà des mers,

accompagné, il est vrai, d'une petite note d'in-
gratitude & de mauvaise foi, qui en ternit un
peu la gloire. L'histoire de ce M. Deslon me
rappelle une fable dont l'application pourra pa-
roître ici assez juste.

On dit qu'un jour les oiseaux voulant se donner un Roi, convinrent d'élire celui d'entre
eux qui s'éleveroit le plus haut. Le Roitelet,
sans perdre son tems à faire de vains efforts,
se cacha tout bonnement sous l'aile de l'Aigle.
Le signal est donné, tous prennent leur essor;
dans un instant l'Aigle est au plus haut des
airs. Il y planoit avec confiance, quand le Roitelet s'échappe de dessous son aile, & monte
au-dessus de lui. Les Geais, les Oies, les Dindons & toutes les especes de genres à-peu-près
semblables, charmées de trouver une occasion
de faire piece à l'Aigle dont ils envioient depuis long-tems les succès, crierent à la mer-
veille; on ne parla plus que du fripon d'oiseau,
qui fut élu. Il est vrai que quelques gens sensés
qui se trouverent parmi les oiseaux, lui don-
nererent, par dérision, le nom de Roitelet, nom
qui depuis lui est resté. L'Aigle auroit pu
écraser d'un coup de bec le chétif souverain,
mais sa vengeance fût de s'élever plus haut
encore, après avoir pris la précaution de re-

garder fous fes ailes. Bientôt il triompha des friponneries des Roitelets & des clameurs des Dindons.

Je vous laiffe tirer l'argument de cette fable, Monfieur, & je finis en vous priant de ne me laiffer rien ignorer de tout ce qui fe paffe chez vous, relativement au Magnétifme animal.

J'ai l'honneur d'être, &c.

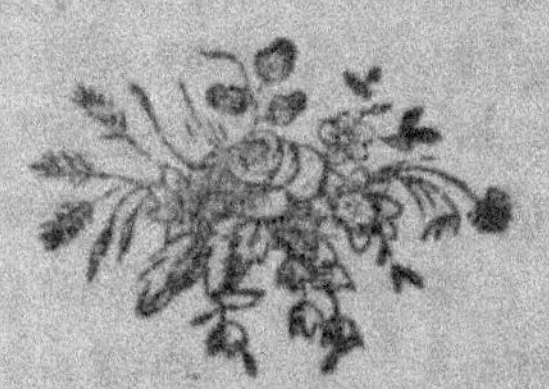

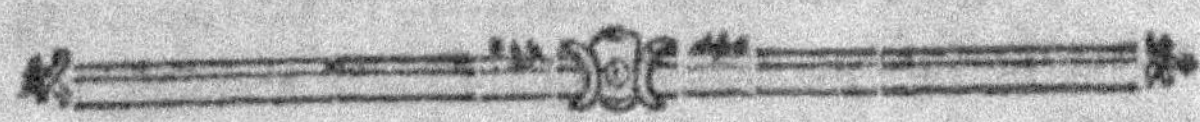

OBSERVATIONS

D E l'Editeur, auxquelles le Texte de cette Lettre a donné lieu.

ON demande, & toujours avec étonnement, ce qui peut causer cet acharnement & cette fureur, contre M. Mesmer, dans certaines gens qui ne sont ni Médecins, ni Académiciens, ni Dames, ni Abbés. Car on conçoit parfaitement qu'un Médecin dise avec emportement des absurdités sur ce qu'il n'entend pas; qu'un Académicien nie comme impossible tout ce qu'il ne sait pas, & qu'il fasse même un Mémoire contre la nature, si elle n'est pas de son avis; on ne conçoit pas moins qu'une Dame s'écrie, que le Magnétisme animal est quelque chose d'affreux, & que l'Abbé répéte l'exclamation de la Dame; & que de tout cela enfin, il résulte un *chorus* d'injures, de calomnies & de déraisonnement; mais que des hommes qui passent pour raisonnables, joignent leurs voix à celles des personnages que nous venons d'indiquer, qu'ils nient sans examen des faits que

d'autres gens fensés leur certifient être véritables,
qu'ils fe faffent eux-mêmes Colporteurs de calomnies & d'abfurdités; voilà un phénoméne
dont on ne fauroit trouver la raifon, que dans
cette étrange manie de l'efprit humain qui s'é-
lève & s'élèvera toujours contre les vérités
utiles. Il eft très-probable, au contraire, que
la doctrine du Magnétifme animal feroit déjà
univerfellement répandue, & trouveroit moins
d'ennemis, fi elle n'étoit qu'illufion & charlatanifme.

Les Médecins ne devroient jamais prononcer
qu'en tremblant le mot Charlatanifme, qu'ils
prodiguent fi libéralement, toutes les fois qu'il
s'agit d'une découverte qui contrarie leur rou-
tine. De bonne-foi, quel nom peut-on donner
à leur prétendue fcience? Que les plus honnêtes
d'entre eux veuillent bien nous dire une fois,
jufqu'à quel degré de certitude ils font parve-
nus dans l'art de guérir. Faifons paffer fuccef-
fivement vingt, cent de ces Meffieurs de toutes
les Facultés connues auprès du lit d'un malade,
& voyons ce qui arrivera. Chacun de ces Docteurs aura un avis différent, (& bien à lui), qu'il
foutiendra conftamment être le feul raifonnable,

en supposant même, ce qui n'arrive presque jamais, qu'ils s'accordent sur la nature de la maladie, on aura donc cent avis contraires sur le traitement qu'il conviendra de suivre, & alors nous demanderons, où est la certitude de cette science qu'on appelle *Médecine*. Le malade cependant prend son parti, d'en revenir ou de mourir; & dans l'un ou l'autre cas, le Médecin qui prévaut, s'applaudit toujours. Si le malade échappe, c'est, dira-t-il, parce qu'on a suivi son avis; s'il meurt, c'est parce qu'on a fait le contraire. Et il se trouve des gens qui croyent aux Médecins!

Il est facile de conclure de cette observation, qu'il paroîtroit convenable que les Médecins fussent plus modestes, & sur-tout plus modérés. On les supplie de vouloir bien se rappeller qu'ils ont intenté un procès à ceux qui démontroient la circulation du sang; on leur fait grace de l'histoire de l'inoculation, & on les invite à user un peu plus sobrement aujourd'hui de l'émétique & du quinquina, qu'ils ont fait autrefois condamner & proscrire.

Quant aux honorables Membres des Académies, on ne peut disconvenir qu'ils ne soient, selon que l'indique l'intitulé de leur Association, parfaitement instruits dans toutes les sciences poſſibles ; cependant on prend la liberté de les avertir , qu'il exiſte beaucoup de faits dans la nature , dont ils ne découvriront jamais le principe par la voie de la diſtillation ; & qu'il ne ſuffiroit peut-être pas de ſavoir décompoſer le monde , (opération qu'ils ſont très en état de faire aſſurément ,) pour rendre compte de la maniere dont tout ſe meut & agit. Le pourquoi des choſes les plus ſimples & les plus communes peut les arrêter très-long-tems. Par exemple , je les défie de m'expliquer comment l'eau éteint le feu. Il me paroîtroit donc encore très-convenable , que les Savans des Académies daignaſſent quelquefois ſortir de leurs Laboratoires , & jetter un coup d'œil ſur la vaſte étendue de la Nature ; avant de compoſer leurs ſublimes Diſſertations. Peut-être verroient-ils que des procédés chimiques , ne ſauroient rendre raiſon de tout , & peut-être , enfin , ne ſuppoſeroient-ils pas toujours du vitriol , de la limaille de fer & du ſouffre , ou autres *ingrédiens* , comme principes de ce qu'ils ne connoiſſent pas. En attendant qu'ils faſſent quelques nouvelles découvertes utiles , je penſe qu'ils feroient très-bien de ſe prêter de bonne grace à examiner celles qu'on leur propoſe.

Je penſe encore qu'il ſeroit de la dignité de

l'esprit philosophique, qui les anime, de ne point calomnier les Auteurs de ces mêmes découvertes. Ce seroit-là, ce me semble, la maniere la plus parfaite de se distinguer de ces vieux Corps à préjugés, connus sous le nom de Facultés, &c. qu'ils ont traités avec tant de mépris, jusqu'à ce moment, & avec lesquels ils ont paru craindre de se voir confondus. Il faut avouer, que ces noms seuls d'*Académies*, de *Sociétés Royales*, &c., inspirent une confiance qu'il seroit affreux de tromper.

———————

J'entends souvent citer, contre la doctrine du Magnétisme animal, l'opinion d'un homme trèscélebre, Docteur de la Faculté, Membre d'une savante Académie le S.r *** qui, dit-on, après avoir reconnu dès la sixieme leçon, la fausseté de cette doctrine, s'est retiré, & depuis a parlé & écrit, quoique d'une maniere assez obscure, contre le Magnétisme. Nous nous dispenserons de nommer ce grand homme, qu'on doit aisément reconnoître à ses titres & à sa réputation.

Il y a des gens qui prétendent qu'il ne s'est pas retiré du cours ; mais qu'ayant tenu des propos peu mesurés sur la Société à laquelle il appartenoit, on lui a fait fentir qu'il y étoit déplacé, & qu'au lieu d'une leçon de phyfique qu'il étoit allé chercher, il reçut, en pleine affemblée, une leçon de morale affez forte. On ajoûte qu'il n'en faut affûrément pas d'avantage pour donner beaucoup d'humeur à un Doĉteur, & conféquemment pour diminuer un peu du poids de fon opinion.

Quoi qu'il en foit, on convient affez unanimement, que ce Savant paffe pour être doué d'une intelligence pénible & laborieufe, quoique fublime; que ce n'eft pas fans beaucoup de peines qu'il s'eft élevé à la dignité de Docteur, & depuis à celle d'Académicien; & qu'il devoit lui en coûter infiniment, pour mettre de nouvelles connoiffances à la place de celles qu'il a acquifes.

L'Anglois eft très-bien informé, quand il dit que les Médecins & les Chirurgiens les plus diftingués des provinces de Royaume, arrivent en foule chez M. Mefmer. Oui ces hommes de mérite font venus voir & juger, ils ont eu le courage de renoncer aux préjugés qui auroient pû les retenir, & ils auront celui de rendre témoignage à la vérité. Plufieurs d'entr'eux font déja partis pour établir dans les Provinces le traitement du Magnétifme animal : tous font convaincus des avantages inappréciables de cette découverte. Le tems feul pourra nous dire comment la Faculté de Paris, s'y prendra pour répondre aux faits & aux obfervations qui arriveront des Provinces. Voici l'affaire engagée de maniere à ne plus laiffer de moyens d'échapper. Si les Médecins de Lyon, de Bordeaux, &c. obtiennent les plus grands fuccès du Magnétifme animal, les infirmes de la Capitale ne manqueront pas de demander à leurs Médecins, pourquoi ils ne voudroient pas effayer auffi de les magnétifer, & tenter de les guérir ; même en rifquant un peu de fe compromettre, & il y a beaucoup à parier, que ces mêmes Médecins n'auront rien à répondre.

En attendant que les beaux efprits de Paris, fe décident fur l'opinion qu'ils prendront du Magnétifme, nous défirons bien vivement de voir cette découverte fe répandre dans les Provinces, & dans les campagnes, fur - tout, dont les peuples font conftamment livrés à l'impéritie & à la cupidité de miférables fuppôts des Facultés, mille fois plus à craindre que les épidémies les plus défaftreufes. J'habite dans ce moment un village, où fe font établis

deux Chirurgiens-Médecins, qui font en état
de guerre continuelle, non avec les maladies;
mais bien avec la fanté des habitans. Dieu
fait combien ils faignent, purgent & médica-
mentent de toutes les manieres poffibles; car
ils font à la Ville leurs provifions de drogues
pour l'année, & il faut que cette provifion
fe vende. On ne peut difconvenir, abftraction
faite de toute opinion, pour ou contre le Magnétifme, que les Facultés ne foient coupables
de tous les maux que caufent tous ces dangereux Efculapes des campagnes, qui eftropient
& empoifonnent journellement, à l'abri d'un
brevet qu'on leur expédie pour quelques écus.
Je vois avec peine, qu'il fera plus difficile qu'on
ne pourroit le croire, d'établir dans les campagnes, une médecine plus fimple & plus fa-
lutaire : on n'aura pas à combattre des differ-
tations d'Académies, des objections telles que
celles du fieur *** dont nous avons parlé ;
mais il faudra triompher des préjugés des pau-
vres Payfans, qui ont été tellement accoutumés,
de pere en fils, à avaler des drogues, qu'il
fera long-tems impoffible de leur perfuader
qu'on peut guérir autrement ; & c'eft aux
Facultés, que l'humanité entiere doit ces heureux préjugés.

On

On dit, & on répéte fans ceffe dans le monde, que M. Mefmer ne veut pas recevoir de
Commiffaires pour l'examen de fa découverte.
Il feroit important de bien éclaircir une fois
cette queftion, pour n'y plus revenir.

Que doit-on entendre d'abord par des Commiffaires ? Six ou huit hommes de bonne-foi,
dira-t-on, grands phyficiens, grands Médecins,
dont la réputation, égale en probité & en connoiffances, doit infpirer la confiance. Comme il
n'y a que fix ou huit grands hommes de ce
genre dans Páris, & c'eft encore beaucoup
affurément, il eft fort à propos d'obferver
qu'ils feront néceffairement les mémes qui ont
déja prononcé, fans examen, que la doctrine
du Magnétifme animal, n'étoit rien ; & depuis,
avec examen, ont dit le pour & le contre,
particuliérement ou collectivement, felon les
tems, les lieux & les circonftances. Il faut
donc, fuppofer qu'ils auront cette fois plus de
bonne-foi qu'ils n'en ont déja montré. Or, on
avouera qu'il feroit bien imprudent de courir
les rifques de cette bonne-foi, après les nom-
breufes épreuves déja faites de la maniere dont
ces Meffieurs portent un jugement.

On voudra bien obferver, qu'il ne s'agit pas
ici d'une opération chimique, de l'examen d'une

B

poudre, d'un baume ou d'un élixir ; mais d'un corps entier de doctrine, & de l'application de cette doctrine à la pratique. Or, comme cette doctrine ne ressemble point à la physique, ni à la doctrine de ces Messieurs, il s'en suit que pour se mettre en état de la juger, ils doivent, pour le moment, renoncer à toute leur science, & étudier avec simplicité & modestie. C'est, comme tout le monde en convient, ce qu'il est très-difficile d'obtenir de grands physiciens, & de grands Médecins. Voila pour la doctrine : passons de l'application de cette doctrine à la pratique. La plupart des maladies qu'ils trouveront au traitement de M. Mesmer, sont des maladies chroniques, qui ont résisté à tous les moyens connus de la Médecine ordinaire. Il faudroit donc que ces mêmes Commissaires, après avoir eu la docilité & le bon esprit de prendre des leçons, eussent encore la constance d'observer ces mêmes maladies ; ce qu'ils ne feroient pas, parce qu'il est beaucoup plus court & plus commode, de dire qu'on n'en guérit aucune. M. Mesmer avoue qu'il lui faut du tems pour la cure de quantité de maladies abandonnées par les Médecins. Le sieur *** (car quand on est assez heureux pour pouvoir citer un grand homme, il ne faut négliger aucune oc-

câfion de s'appuyer de fon autorité,) le fieur ***,
qui a déclaré, dès la fixieme leçon de la théorie,
que le Magnétifme n'étoit qu'une folie, n'a-t-il
pas encore déclaré hautement à fa fixieme vifite
du traitement, qu'il n'avoit vu guérir aucune
des maladies jugées incurables, par la Médecine
ordinaire ? Or, quand le fieur * * * raifonne
auffi parfaitement, n'eft-on pas raifonnablement
en droit d'attendre la même décifion des fix
ou huit autres grands hommes fes confreres.

Je finis cette note par une queftion toute
fimple. Pourquoi faire dépendre le fort d'une
découverte, que l'on dit être fi importante pour
l'humanité, pourquoi, dis-je, la faire dépendre
des préjugés, de la mauvaife foi? (car, enfin,
il faut trancher le mot,) de huit hommes,
quand, fur près de deux ceuts perfonnes inf-
truites de cette doctrine, on compte plus de
foixante Médecins & Chirurgiens, tout auffi
dignes de foi que MM. les Commiffaires, qui
peuvent faire au Public le rapport de ce qu'ils
ont vu & de ce qu'ils croyent. Que veut-on
de plus, que la confiance avec laquelle des
hommes auffi diftingués par leur probité que
par leurs connoiffances, établiffent dans les
Provinces le traitement du Magnétifme animal ? & que peut-on efpérer de mieux, pour

des faits qui ne demandent que des yeux &
une confcience droite, de grands Médecins &
Phyficiens qui veulent tout diftiller , & qui
nient tout ce qui n'eft pas diftillable ? Les préjugés, l'intérêt, la mauvaife foi, tout concourt
à rendre de tels Commiffaires très-récufables.
Les vrais Commiffaires font les malades guéris,
les Médecins & les Chirurgiens inftruits : voilà
les juges qui doivent fixer l'opinion.

Mais, M. Deflon, me direz-vous, veut bien
recevoir des Commiffaires : cela ne m'étonne
pas ; ce qui me paroît bien plus furprenant ,
c'eft qu'il fe trouve des Commiffaires qui veuillent bien aller examiner la théorie & la pratique chez M. Deflon.

F I N.